Franziska C. Heimannsberg

Ein Baby erzählt

Über die Autorin

Franziska Heimannsberg, Jahrgang 1975, lebt mit ihrer Familie in Hamburg. Als diplomierte Betriebswirtin arbeitet sie seit mehr als 10 Jahre im Bereich Online-Vertrieb/-Marketing. Während ihrer ersten Schwangerschaft mit ihrer Tochter entstand nun ihre Debüt-Erzählung *Ein Baby erzählt – das andere Schwangerschaftstagebuch*.

Franziska C. Heimannsberg

Ein Baby erzählt

Das andere Schwangerschaftstagebuch

Originalausgabe 05/2010

Herstellung und Verlag: Books on Demand GmbH, Norderstedt
ISBN: 978-3-839-13968-4

Für meine Tochter Helene Maxima

Inhalt

Prolog

Im Leben einer Frau gibt es ein Abenteuer, das ihr ganz allein vorbehalten ist: eine Schwangerschaft und die anschließende Geburt eines Kindes. Selbst wenn man diese Zeit mit seinem Partner so intensiv wie möglich teilt, bleibt es doch etwas Einzigartiges für die künftige Mutter. Nicht nur, dass ihr Körper vielfältige Veränderungen durchmacht – vom Bauch mal ganz abgesehen – sondern das Leben, insbesondere einer berufstätigen Mutter, verändert sich komplett. Angefangen von den ersten Anzeichen einer Schwangerschaft wie geschwollenen Brüsten oder der Übelkeit bis hin zum wachsenden Bauch, den die Frau zunächst nur optisch, später mit den umfangreichen Kindsbewegungen wahrnimmt. Statt Strickpulli ist das jederzeit waschbare Sweatshirt und statt High Heels sind die bequemen Turnschuhe angesagt. Der „geregelte" Alltag im Job weicht nicht kalkulierbaren Stunden als Mama.

Soweit es keine Komplikationen gibt, sollte eine Frau ihre Schwangerschaft in vollen Zügen genießen und sich entsprechend Zeit nehmen. Es ist etwas Besonderes, dieses neue Leben in einem heranwachsen zu spüren: zunächst die ersten Bewegungen, später die kräftigen Tritte gegen die

Bauchwand. Den eigenen Körper gilt es ebenfalls zu genießen, denn Dank der Hormone strahlt jede Schwangere in unendlicher Schönheit und eventuelle Mängel wie dünnes Haar oder Hautunreinheiten sind wie weggeblasen. Ist der Bauch erstmal sichtbar, wird dieser stolz präsentiert. Die Beziehung zum Partner kann ebenfalls von dieser Zeit profitieren, da man gemeinsam auf dieses große Geschenk wartet.

Natürlich gibt es auch weniger Positives während einer Schwangerschaft wie Übelkeit, Ängste, Schlaflosigkeit, medizinische Probleme oder den Geburtsschmerz an sich. Man sollte das Thema „Kinder kriegen" durchaus nicht nur beschönigen. Aber keine Angst – all dies ist bei dem emotional überwältigenden Endergebnis schnell vergessen. Am Ende hält man seinen kleinen Fratz im Arm und ist sprachlos von diesem kleinen Wunder, das man auf die Welt gebracht hat.

Aber nicht nur für die werdende Mutter, sondern auch für das heranwachsende Baby ist die Schwangerschaft ein Abenteuer. Denn zu einer Schwangerschaft gehören wie so oft im Leben immer zwei. So ist das Baby 40 Wochen lang von seinem Wachstum beeindruckt, hat große Vorfreude auf den Tag, an dem es seine Eltern kennenlernen wird und muss einen anstrengenden, für sich stressigen

Endspurt aus seiner 1-Zimmer Wohnung in eine laute und kalte Welt hinlegen.

1. - 12. SSW im Schnelldurchlauf

Gleich am Anfang meiner Entstehungsgeschichte habe ich gelernt, dass Frauen dieses „gewisse Gefühl" haben. So auch meine Mama. Die Allgemeinheit redet offensichtlich von weiblicher Intuition. Wie hat schon ein sogenannter Oscar Wilde richtig gesagt: „Intuition ist der eigenartige Instinkt, der einer Frau sagt, dass sie recht hat, gleichgültig, ob das stimmt oder nicht." Dann kann ich mich wohl jetzt schon auf was einstellen.

Meine Eltern versuchten bereits seit einiger Zeit, mich ins Leben zu rufen. Das war leichter gesagt als getan. Meine Mama hat einen sehr unregelmäßigen Zyklus. Unter Stress verschiebt der sich gerne mal auf fast zwei Monate. So wusste meine Mama eben nie, wann ihre nächste Regelblutung planmäßig eintreten würde. Laut ihren Berechnungen gab es eine Spanne von 7 Tagen, was sich für mich ganz schön viel anhört. Dadurch konnte auch erst recht spät ein Schwangerschaftstest zum Einsatz kommen. Aber noch bevor die nächste Regelblutung rein rechnerisch laut Kalender eintreten sollte, bekam meine Mama dieses besagte Gefühl. Es muss im Bauch angefangen habe, denn der hat sich zu dieser Zeit mächtig aufgespielt. Dieses Gefühl wurde auch durch erste körperliche Anzeichen verstärkt. Insbesondere die Brüste waren leicht geschwollen, weil diese sich schon auf die Milchproduktion und damit auf die Mahlzeiten für mich vorbereiteten. Da meine Mama generell recht Kleine hat, fiel die Schwellung ihr sofort auf. Gefühl hin oder her – mein Bauch sagt mir wiederum, dass mich dieses Gefühl der Frauen ein Leben lang begleiten wird.

Bevor ich nun weiter erzähle, möchte ich mich zunächst vorstellen. Schließlich soll man mir nicht vorwerfen können, ich käme nicht aus gutem Hause. Ich genieße schließlich von Anfang an eine erstklassige Erziehung. Also, mein Name ist Maxi – so reden wenigstens Mama und Papa immer über mich. Ich bin ein Embryo.

Meine Zeitrechnung beginnt an dem Tag, an dem eines der circa 200 Millionen tapferen Fischlein von Papa das Ei der Mama erobert haben. Dieser Tag wird nie exakt bestimmt werden können, trotz aller Rechnereien meiner Mama. Die Natur lässt sich eben nicht ins Handwerk pfuschen. Und das ist auch gut so. Nach einem Durcheinander von Zellteilungen in den ersten drei Wochen hatte ich den Status des Embryos erreicht. Die Entstehung eines neuen Lebens – des meinen – hatte begonnen und das zunächst in der Größe von einem Bruchteil eines Millimeters. Keine Sorge, ich habe mich in der Anfangsphase rasend schnell entwickelt: aus diversen Zellschichten entstanden in der 4. Woche so was wie Gehirn, Haare und Nägel, die Haut, die Augen, die Ohren, Herz und Kreislaufsystem bestehend aus Blut und Gefäßen, die inneren Organe, Knochen, Muskeln und die tieferen Hautschichten, die Lunge, die Leber, Bauchspeicheldrüse, Schilddrüse, der ableitende Harnweg sowie der Verdauungstrakt. In der 5. Woche formierte sich das Neuralrohr, aus dem später das Gehirn und das Rückenmark, sozusagen mein zentrales Nervensystem, werden. Nur gut, das Mama schon seit langem Folsäure einnahm, da diese das Risiko für einen Defekt an diesem Neuralrohr deutlich senkt. Und am Ende dieser Woche schlug mein embryonales Herz schon regelmäßig und pumpte Flüssigkeit in die wenigen winzigen Blutgefäße. Hört sich an, als wäre ich schon ein Mensch.

Damit ich in Mamas Bauch überhaupt fortbestehen kann, hat sich aus meinen und Mamas Zellen die Plazenta, auch Mutterkuchen genannt, entwickelt. Diese sorgt zusammen mit der Nabelschnur für den Austausch von Nähr- und Stoffwechselprodukten zwischen Mama und mir sowie für die Produktion verschiedener Hormone. Dann bin ich soweit versorgt für die nächsten Wochen.

Diese Geschichte beginnt mit dem Schwangerschaftstest. Endlich konnte dieser zum

Einsatz kommen und ich meine Existenz unter Beweis stellen. Je einen roten Streifen habe ich in die zwei dafür vorgesehenen Sichtfenster produziert. Mein erstes Kunstwerk – irre oder? Mama hatte morgens extra viel getrunken, um den Teststreifen ordnungsgemäß 10 Sekunden unter ihren Pippistrahl zu halten. Obwohl Mama und Papa mich schon etwas länger geplant hatten, war meine Mama zum Zeitpunkt meines Beweises doch verwirrt. So war sie von meinen künstlerischen Fähigkeiten zunächst nicht beeindruckt. Sie stellte sich die Frage, ob sie tatsächlich schon bereit sei, Mutter zu werden. Da frage ich mich, wofür meine Eltern mich so lange schon wollen. Zudem gingen ihr Gedanken über eine mögliche, verpasste Freizeit durch den Kopf wie Fernreisen mit Kind sind ungünstig, wann kann ich meinen eigenen Interessen nachgehen wie Sport, werde ich noch Zeit für mich haben, wann werde ich abends wieder frei wie ein Vogel weggehen können oder wie viel Quality Time werde ich noch mit meinem Mann haben. Gedanken, ob ihr Leben nur noch von Organisation bestimmt sein werde, wie lange sie noch einen Flachbauch habe oder ob sie der Verantwortung gewachsen sei, kamen ebenfalls auf. Von möglichen beruflichen Verkomplizierungen mal ganz abgesehen, wobei diese Gedanken zum Glück schnell wieder verschwunden waren. Und ich dachte, sie hüpft vor Freude im Dreieck so wie mein Papa das getan hat. Den hörte ich immer nur von Ferne jubeln. Jubeln vor Freude, dass wir eine richtige Familie werden, dass er mit mir zusammen die Welt aus meinen Kinderaugen entdecken und er mir seine zeigen darf. Zudem war er ganz aufgeregt auf all die Abenteuer, die ihn mit mir erwarten.

Zur Strafe habe ich meiner Mama eine Übelkeit für die nächsten drei Wochen bereitet. Aber nur eine leichte, denn ich wollte nicht gleich einen schlechten Eindruck machen. So produzierte ich am Vormittag etwas Appetitlosigkeit und leichte Übelkeit. Kurz vorm Schlafengehen dann noch mal Übelkeit. In Appetitlosigkeit machen bin ich auf jeden Fall schon ganz groß. Egal, ob flüssig oder fest, alles war bäh. Ihr Geruchssinn war auch extrem empfindlich, dabei weiß ich nicht, wie ich da oben was angestellt haben soll. Die Übelkeit hatte für mich allerdings auch Nachteile. Ich bekam nicht mehr so viel zu Trinken, da es Mama meistens am Besten ging, wenn sie gar nichts zu sich nahm. Das Essen wurde ebenfalls sehr einseitig. Hatte sie sich endlich durchgerungen etwas zu essen, dann bekam ich nur dieses eine Nahrungsmittel. Fisch war ganz vom Speiseplan gestrichen, Fleisch so gut wie. Dafür viel Brot mit Käse sowie Obst. Nicht, dass die mir angebotenen Naturalien nicht geschmeckt haben, allerdings bevorzuge ich doch eine gewisse Vielfalt.

Ich bekam nie an zwei Tagen dasselbe, auch wenn es am Vortag echt lecker war. Nur gut, dass ich das mit dem Heißhunger nicht weiter forciert habe. Ich möchte mir lieber nicht ausmalen, wie das geworden wäre. Zudem steht in jedem besseren Schwangerschaftsbuch, dass eine gesunde und vielseitige Ernährung für Schwangere und ihr Ungeborenes wichtig ist. Hat sie die etwa noch nicht gelesen?

Mein menschliches Aussehen war mit einer offensichtlich gestreckten Form in der 7. Wochen vorangeschritten. Aus Knospen, die mir gewachsen waren, waren meine Arme und Beine entstanden. Mein Herz wurde mit primitiven Vorhöfen und Herzkammern ausgestattet. Eine Mundöffnung war andeutungsweise sichtbar. Meine Größe hatte sich in der Woche mehr als verdoppelt und ich war etwa so groß wie eine Blaubeere – lecker! Zudem hatte ich in dieser 7. Woche einen wichtigen Abschnitt in meiner Entwicklung: ich war rasend schnell gewachsen, denn schließlich sollten bis zur 10. Woche alle wichtigen Organsysteme fertig angelegt sein, um danach nur noch auszureifen.

In der 8. Wochen sind Mama und ich dann das erste Mal zum Arzt gegangen. Das war ganz schön aufregend, da mich ein langer Stab in meinem Wohnzimmer besucht hat. Der Arzt hat immer von

Ultraschall gesprochen. Auf jeden Fall konnte ich mich über diesen Zauberstab das erste Mal sichtbar machen. Vor Freude habe ich in dem Moment ordentlich mein kleines Herz schlagen lassen – ca. 140-150mal in der Minute. Bin mir sicher, dass Mama mein Zeichen richtig verstanden hat, denn seitdem freut sie sich auf mich. Wäre ja noch schöner gewesen wenn nicht. Schließlich hatte sie nun ausreichend Zeit, den ersten „Schock" zu überwinden. Auf 13mm hat der Onkel Doktor mich gemessen, dabei habe ich mich extra so in die Länge gestreckt. Dem werde ich es schon noch zeigen. Zudem hat er mich mit einer Weintraube verglichen. Ob ich das gut heißen soll? Er konnte aber noch nicht sagen, wann ich meine Mama und meinen Papa kennenlernen werde. Aber am Ende habe ich da ja noch ein Wörtchen mitzureden.

Mitte der 9. Schwangerschaftswoche, kurz SSW genannt, entschied ich mich, die Übelkeit meiner Mama zu beenden. Der Denkzettel war meiner Ansicht nach ausreichend gewesen, und ich hatte bei all dem Schabernack ja nicht allzu viel zu lachen. Mama hat zudem abgenommen, dabei ist es doch wichtig, dass sie sich hochwertig und vitaminreich ernährt, schließlich will ich aus diesem Weintrauben-Stadium raus. Kaum war die Übelkeit weg, bekam meine Mama einen Blähbauch und musste ungefähr für eine Woche viel Luft aufstoßen. Dafür konnte ich aber nun wirklich nichts.

Darüber hinaus war Mamas Psyche leicht angeschlagen. Das äußerte sich darin, dass in letzter Zeit Mama und Papa schon einige Male aneinander geraten waren. Laut Papa ist Mama unausgeglichen. Vielleicht liegt das an Mamas durchgeschütteltem Gemütszustand: mal himmelhoch jauchzend, mal zu Tode betrübt. Laut Mama wiederum können Schwangere ihre Laune stündlich ändern, sind reizbarer und „nah am Wasser gebaut". Auch hier spreche ich mich von jeglicher Schuld frei. So wie ich Papa bislang kennengelernt habe, wird er ein Auge zudrücken und Mama gewähren lassen. Was bleibt ihm auch anderes übrig?! Nur gut, dass mich diese Stimmungsschwankungen derzeit nicht tangieren.

Ich hatte es mir in der 10. Woche bei Mama ganz gemütlich gemacht und habe vor Freude fleißig Purzelbäume in meinem Wohnzimmer geschlagen, das so groß wie eine Orange ist. Ich habe mich rege um mein Wachsen gekümmert: mein Kopf wirkte immer noch unproportioniert groß. Dafür sah mein Gesicht inzwischen mit einfach geformter Nase, Lippen, Mund, Ohren und Augen ganz niedlich aus. Die Augenlider waren allerdings noch geschlossen. In dieser 10. Woche durfte ich mich endlich nicht mehr als Embryo, sondern als Fetus bezeichnen, weil die sogenannte Organogenese, die Entwicklung der Organanlagen, abgeschlossen war. Welche Fachwörter man als kleiner Fetus nicht schon lernt. Sind das die ersten Ansätze, um mich zur Elite auszubilden?

Den Flachbauch hatte sich meine Mama schon abgeschminkt, denn die kleine Wölbung bekam sie trotz Sport, Bauch einziehen und guter Verdauung nicht mehr weg. Irgendwie musste ich mich ja auch langsam mal für meinen Papa bemerkbar machen. Für Dritte sah sie aber noch nicht schwanger aus. Auf den deutlich größer gewordenen Busen achtete eben nicht jeder. Ansonsten hatte sie noch nicht zugenommen, aber daran werde ich noch arbeiten.

Das mit dem Sport finde ich übrigens ganz schön gut. Bei all den verschiedenen Bewegungen, die meine Mama da so macht, purzele ich immer so lustig hin und her. Endlich kommt mal Schwung in die Bude. Nur gut, dass meine Mama Sport recht häufig macht. Am besten gefällt mir die Zeit beim sogenannten Yoga, wo ganz viele Menschen zunächst „Oohm“ machen und ein sogenanntes Mantra singen, bevor es rauf und runter geht. Allerdings kommen mir manchmal dabei Mamas Organe, die sich um mich herum befinden, ganz schön nahe bei all den Drehungen. Mal ganz abgesehen vom Spaßfaktor, haben all diese regelmäßigen körperlichen Bewegungen den Vorteil, dass die

Sauerstoffversorgung der Gebärmutter verbessert ist und damit auch meine.

Jetzt in der 11. Wochen kann ich euch ein Geheimnis verraten: ich werde ein Mädchen. Das wissen meine Eltern nur noch nicht, da dieses der Onkel Doktor mit seinem Zauberstab noch nicht erkennen kann. Schön, dass ich meinen Eltern auch mal was voraus habe.

Ich existiere schon 12 Wochen und fühle mich wie ein Superheld: alle meine Gliedmaßen und Organe sind entwickelt und haben ihren Platz gefunden. Jetzt müssen die nur noch wachsen. So fühlt man sich bestimmt, wenn man vom Kind zum Teenager wird – groß, stark und allwissend wie ein Erwachsener. Ich meine, ich bin jetzt 38mm groß – damit kann man doch schon angeben, oder? Vor lauter Glücksgefühle habe ich auch gleich das erste Mal meine Stirn gerunzelt. Mein Gesicht sieht mit hoher Stirn und Stupsnase schon entsprechend aus. Schade, dass Mama das alles nicht mitbekommt. Aber als sie diese Woche wieder beim Arzt war, ist wieder ein Ultraschall gemacht worden. Und da habe ich gleich mal ordentlich mit den Beinen gestrampelt, um auf mich aufmerksam zu machen. Dieses muss Mama gut gefallen haben, denn ich war wie im Rausch vor lauter Glückshormonen, die Mama in diesem Monat ausgestoßen hat. Als Mama zu Hause Papa davon erzählte, hat dieser gleich Angst bekommen, ich könnte mal ein großer Fußballer werden. Scheint nicht so der Ballsportarten- und Fußballfan-Papa zu sein. Zum Glück haben Mädchen eher andere Interessen. Aber ist nicht schlimm, dann wird Papa bestimmt ganz viele andere tolle Sachen mit mir machen. Abgesehen vom Strampeln kann ich noch viel mehr: meine Finger sind beweglich und können sich schon zur Faust schließen, zum Lutschen habe ich meinen Daumen entdeckt, dieses Fruchtwasser um mich herum kann ich schlucken und über die Blase wieder ausscheiden und zu guter Letzt kann ich dem Zauberstab vom Onkel Doktor ausweichen, wenn ich will.

So schnell wie ich diese aus medizinischer Sicht wichtigen ersten 12 Wochen euch jetzt beschrieben habe, so schnell waren sie tatsächlich rum. Alle Beteiligten konnten sich mit dem Gedanken anfreunden, dass am Ende von insgesamt 40 Wochen ein neuer Lebensabschnitt beginnt. Die Zeit bis dahin wird auf jeden Fall nicht langweilig werden – das verspreche ich euch.

13. SSW – Superheld

Den Gesprächen zwischen Mama und Papa nach zu urteilen, habe ich jetzt mein erstes Trimester beendet. Fühlt sich an wie eine Legislaturperiode, die ich bravourös gemeistert habe und die Wiederwahl habe ich auch bereits gewonnen. Ich sag doch – Superheld. Ob das immer so in meinem Leben weiter gehen wird? Na ja, meine Entwicklung ist auf jeden Fall nicht mehr zu stoppen. Nachdem alle wichtigen Strukturen meines Körpers geformt sind, nehmen meine inneren Organe jetzt ihre Tätigkeit auf. So sondert die Leber Gallenflüssigkeit ab, die Bauchspeicheldrüse produziert Insulin und in den Nieren wird Urin gebildet, über den Abfallstoffe ausgeschieden werden. Mein Kopf macht jetzt beinahe die Hälfte meiner Gesamtgröße aus. Vielleicht werde ich ein Genie? Aber komisch sieht das mit diesen Proportionen schon aus.

Meine Mama scheint derzeit auch zufrieden mit der Entwicklung zu sein, die sie von da draußen so mitbekommt. Obwohl ich mein 1-Zimmer Apartment schon derart ausgebaut habe und selber fleißig wachse, hat meine Mama noch kein Gewicht zugenommen. Ansonsten scheint sie happy zu sein, dass die Hormonumstellung beendet ist. Übelkeit oder

Blähbauch gehören der Vergangenheit an. Sie redet jetzt immer von den „Flitterwochen der Schwangerschaft“. Das hört sich für mich ganz schön romantisch an. Bin gespannt was mich da noch erwartet.

Ab jetzt massiert sie zudem täglich den Bauch mit einem speziellen Öl ein. Dadurch soll ihre Haut schön elastisch bleiben und Dehnungsstreifen vorgebeugt werden. Ich bezweifle, dass ich die Außenwand meines Wohnzimmers derart zum Explodieren bringen kann. Auch wenn ich fleißig wachse, bin ich doch ein kleiner Fratz. Wobei mir eine Streifentapete gefallen könnte. Ich finde dieses Massieren auf jeden Fall prima, da ich immer so schön hin und her gestupst werde.

14. SSW – Risiko? Gering!

Heute sind wir wieder beim Onkel Doktor gewesen. Selbst Papa ist dieses Mal mitgekommen. Denn heute hat der Onkel mich sehr im Detail unter die Lupe genommen. Dazu hat er nicht mehr seinen Zauberstab verwendet, sondern ist mit einem anderen Stab und warmem Glibber immer über meine Wohnzimmerwand gefahren. Es ist ein sogenanntes Erstsemester-Screening vorgenommen worden, anhand dessen eine Risikoeinschätzung für eine Entwicklungsstörung errechnet wird. Je älter die Schwangere, desto größer das Risiko. Ich kann euch was sagen, wenn hier jemand eine Störung hat, dann meine Eltern. Ich denke Mama hat so ein toll ausgeprägtes Bauchgefühl. Das müsste ihr nämlich dann sagen, dass ich quietsch fidel bin. Bei Mama ergaben sich dann auch Werte, die einer 20-Jährigen entsprachen, so dass die Risikoeinschätzung sehr gering ist. Meine Rede!

Das einzige Positive an dieser Veranstaltung war, dass Papa endlich in den Genuss kam, mich zu sehen. Das Ultraschallbild ist dazu sogar an die Wand geworfen worden, so dass er mich bequem begutachten konnte. Es war schon fast Kino-Atmosphäre. Meine Eltern müssen beide ganz gerührt gewesen sein, denn da draußen war es auf einmal ganz schön still – so haben wir alle drei diesen Augenblick genossen. Ich habe mir auch große Mühe gegeben, mich gut zu präsentieren. Und schließlich kann ich mich immer mehr sehen lassen: alle meine Organsysteme sind fertig ausgebildet und funktionieren schon – allerdings nur beim Mama im Mutterleib drin! So übt zum Beispiel meine Lunge das Ein- und Ausatmen, jedoch ohne Luft, am Fruchtwasser. Und das Beste derzeit ist, dass ich inzwischen recht gut riechen, tasten und schmecken kann.

15. SSW – Reiseplanung

Der Onkel Doktor hat das sogenannte zweite Schwangerschaftsdrittel als perfekte Reisezeit bezeichnet. Schließlich sind die Beschwerden der ersten Wochen überstanden, der Bauch ist noch nicht so groß, dass er hinderlich sein könnte, Mama fühlt sich voller Energie und ich habe es mir so richtig gemütlich in meinem kleinen zu Hause gemacht.

Kaum gesagt, schon getan! Mama und Papa sind Weltenbummler und nutzen diese Zeit, um mit Start der 15. Woche noch mal eine Fernreise zu unternehmen. Nach Südafrika soll es gehen. Dort soll es neben leckerem Essen und wunderschöner Natur auch wilde Tiere geben. Von mir aus. Abgesehen vom Essen wird mich noch nichts tangieren, wobei ich schon Lust auf all die Elefanten und Löwen hätte. Für den Langstreckenflug hat der Onkel Doktor meiner Mama eine Kompressionsstrumpfhose verschrieben sowie zu viel Flüssigkeitsaufnahme und regelmäßigem Beine vertreten geraten. Das alles soll den Blutfluss in den Beinen fördern und eine Thrombose vermeiden, für die eine Schwangere anfälliger ist. Zum Glück hat Mama alle relevanten Impfungen und eine Prophylaxe vor Ort wird nicht notwendig sein. Dann kann es also losgehen.

Während meine Eltern die Welt erkunden, lege ich derweilen gewaltig an Gewicht zu. Alle meine Muskeln reagieren auf Reize vom Gehirn, wodurch ich sie bewegen kann und dieses eifrig tue. Mit der sogenannten Doppler-Methode kann über ein kleines Gerät schon mein Herzschlag hörbar gemacht werden. Das hat der Onkel Doktor beim letzten Besuch natürlich gleich getestet und meinen Eltern gezeigt, so dass ich die erste Audio-Kommunikation mit ihnen hatte. Diese gekrümmte Haltung der letzten Wochen habe ich nun satt und strecke mich deshalb, um mich auf den aufrechten Gang vorzubereiten. Obwohl ich schon eine kleine Persönlichkeit bin, entwickele ich jetzt meinen ganz persönlichen, einzigartigen Fingerabdruck, indem sich an den Fingerkuppen und Zehen individuelle Ringe bilden.

16. SSW – Zweisamkeit

Mama und Papa genießen die Zweisamkeit während ihres Urlaubs. Das ist auch gut so: denn würden sie sich nicht so lieb haben, dann wäre ich nicht auf dem Weg. So erfreuen sie sich am abendlichen Essen gehen, an den ausgiebigen Gesprächen oder dem morgendlichen Ausschlafen mit anschließendem Kuscheln. Der Urlaub scheint an sich super zu sein. Schade nur, dass Mama nicht den guten Wein trinken kann, für den die Kap-Region bekannt ist.

Natürlich reden sie auch ganz viel über mich und wie die Zeit mit mir sein wird. Schließlich kommt eine große Veränderung in ihrem Leben auf sie zu. Aber soweit ich meine Eltern bisher kennen gelernt habe, so werden sie diese Herausforderung super meistern. Bislang können sie sich das gemeinsame Leben als Familie noch nicht so richtig vorstellen. Aber da werde ich sie schon von heute auf morgen hineinschubsen – o.k., vielleicht lieber morgen als heute.

Was meine Entwicklung betrifft, so werden meine fetalen Knochen dichter und härter. Durch die noch transparente Haut scheinen meine Blutgefäße zwar durch, aber ich fange an, Körperfett anzulagern, so dass ich bald nicht mehr durchsichtig bin. In der Zwischenzeit wird mein Körper von einem wolligen

Flaum, den Lanugohaaren, bedeckt. Diese sollen mich sowohl schützen, als auch meine Körpertemperatur regulieren. Da bin ich mal gespannt, ob das funktioniert. Damit das viele Fruchtwasser um mich herum meine Haut nicht zu sehr aufweicht, ist mein ganzer Körper mit einer weißlichen, wächsernen Schicht, vernix caseosa oder Käseschmiere genannt, bedeckt. Schön sehe ich damit nicht aus. Aber ich habe schon gehört, dass Frauen gerne mal Schmiere im Gesicht haben. Die Lanugohaaren sorgen zudem dazu, diese vor dem Fruchtwasser schützende Schmiere auf meiner Haut festzuhalten. Im Rahmen meiner Behaarung beginnen mir Haare auf meinem Kopf zu wachsen, sowie Wimpern und Augenbrauen. Meine Nerven und Muskeln sind jetzt endgültig miteinander verbunden, d.h. ich kann alle Gelenke frei bewegen – yippie!

17. SSW – Sommersprossen

Diese Woche haben meine Eltern in diesem fernen Südafrika eine tolle Wanderung in einem Nationalpark gemacht. Es ging allerdings doch etwas arg bergauf und bergab, so dass ich mit einem leichten Druck im Bauch intervenieren musste. Ich freue mich, wenn Mama voller Energie und Optimismus sprudelt, sie darf ihre Kräfte allerdings nicht überschätzen.

Aufgrund der Tatsache, dass meine Mama gut durchtrainiert ist und feste Bauchmuskeln hat, ist ihre Taille noch nicht verschwunden und ihre Hosen gehen auch noch zu. Wenn man nicht weiß, dass ich unterwegs bin, dann sieht man noch keinen Bauch. Und das in der 17. Woche. Mama und Papa sehen die kleine Rundung auf jeden Fall schon. Mama genießt derweil noch die vorhandene Beweglichkeit und achtet nach wie vor auf eine konsequente Pflege ihrer Bauchhaut – ihr wisst schon, wegen der Streifen. Apropos Haut: sie hat vermehrt Sommersprossen durch die Pigmentveränderungen bekommen. Hoffentlich bekomme ich später auch mal so süße Punkte im Gesicht. Zudem sind durch meine Präsenz all ihre Hautunreinheiten verschwunden und ihre Haare voller geworden.

Ob Mama weiß, dass ich ihre Stimme wahrnehmen kann und ich es mag, mit ihr Musik zu hören? Denn abgesehen von den Geräuschen rechts und links von mir, wie Mamas Pulsschlag oder dem Gebrodel ihres Darms, kann ich schon all die Geräusche außerhalb meines Apartments hören. Mama bietet mir ein umfangreiches Repertoire von Klassik bis Pop. Aber auf eine bestimmte Musikrichtung habe ich mich dabei noch nicht festgelegt. Am liebsten mag ich ruhige Musik.

18. SSW – Daumenlutschen

Mama mag zwar noch nicht „wachsen“, dafür tue ich es fleißig weiter. Dieser dreiwöchige Urlaub scheint mir ganz gut zu tun. Meine Hände und Füße sehen nicht nur „fertig“ aus, sondern ich benutze diese mit 18 Wochen teilweise schon. Mit meinen Händen kann ich beispielsweise schon greifen und manchmal lutsche ich an meinem Daumen. Ich glaube, wenn ich erst mal auf der Welt bin, dann ist Daumen lutschen irgendwann nicht mehr so angesagt. Aber bis dahin trainiere ich meine Reflexe.

Mama klagt derweil über eine träge Darmtätigkeit, die sie seit einiger Zeit plagt. Das scheint wieder mit der Schwangerschaft einher zu gehen. Über eine ballaststoffreiche Ernährung und viel Trinken, 2 Liter sind da nichts, versucht sie diese wieder in Gang zu bekommen. Vielleicht liegt es auch einfach am warmen Klima am anderen Ende der Welt. Denn ich habe meine Finger meiner Ansicht nach nicht mit im Spiel.

19. SSW – Tritte

Mein Wohnzimmer ist mit der 19. Woche inzwischen so groß wie eine Melone. Langsam wird es geräumig. Allerdings brauche ich mit meinen 235g und meinen fast 20 Zentimetern entsprechend Platz. Das hat auch der Onkel Doktor bestätigt, bei dem wir diese Woche wieder zu Dritt waren. Und obwohl Papa mit dabei war und ich ihm hätte Zeichen geben können, war mir so gar nicht nach Filmaufnahmen zu Mute. Schließlich war ich zu dieser frühen Stunde noch gar nicht hergerichtet. So habe ich mich lieber in meinem Wohnzimmer verkrochen.

Heute war dann endlich der Tag der Tage an dem der Onkel Doktor meinen Eltern verraten hat, dass ich ein Mädchen bin. Die erste Reaktion kam von Papa, der froh ist, dass er nicht dauernd auf den Fußballplatz gehen muss. Zudem hat er Mama schon vorgewarnt, dass ein Vater seiner Tochter niemals einen Wunsch abschlagen kann. So würde ich selbstverständlich ein Cabrio bekommen, wenn das mein Wunsch ist. Und sollte ich noch nicht alt genug sein, dann würde Papa das übergangsweise fahren. Hört sich super für mich an. Ich bin mir allerdings nicht sicher, ob Mama da nicht doch noch ein Wörtchen mitreden wird. Meine Mama freut sich auf ihre Tochter auf jeden Fall ebenfalls total. Und ich bin bespannt, was mich als Mädchen auf dieser Welt noch alles erwartet.

Bei all den tollen Sachen, die meine Eltern für mich parat haben, habe ich vor lauter Freude am selben Tag so doll im Wohnzimmer geturnt, dass Mama mich endlich gespürt hat. Mama hat gleich Kontakt mit mir aufgenommen, in dem sie ihre Hand außen an mein Wohnzimmer gehalten und mit mir gesprochen hat. Das war so super! Der Zeitpunkt mich bemerkbar zu machen, war wirklich günstig, denn Mama hat lag locker auf dem Sofa und telefonierte. Diese kleine Pause habe ich genutzt: zum einen kann ich mich in diesen Ruhemomenten einfacher bewegen, zum anderen kann Mama, ganz entspannt, viel besser meine Turnübungen wahrnehmen. Wenn Mama in Bewegung ist, schaukelt sie mich immer so schön in den Schlaf.

Zwei Tage später hatte ich dann endlich Gelegenheit, auch mit Papa Kontakt aufzunehmen. Er war zunächst irritiert, dass ihn seine Tochter tritt, aber dann muss es ihn doch ganz doll gefreut haben, denn er hat mir ganz viel erzählt. Nur gut, dass ich jetzt all die Geräusche von außen wahrnehmen kann. Bei diesen wohltuenden Worten meines Papas konnte ich friedlich einschlafen.

20. SSW – Außenanstrich

Jetzt hört Papa immer wieder, ob ich wach bin. Aber wir verpassen uns derzeit immer. Schade! Schließlich ist mit Mama immer viel los und irgendwann muss ich mich mal ausruhen. Zudem brauche ich eine Regenerationszeit von meinen eigenen Aktivitäten. Mit dieser Woche habe ich mir nämlich endlich so richtig viel Platz geschafft. Mein Wohnzimmer sieht von außen nicht mehr wie eine Honig-, sondern wie eine Wassermelone aus. Mama kann ab jetzt nicht mehr ihre normalen Klamotten tragen. Der Versuch, die Hosen mit einem Haargummi weiter und damit noch tragbar zu machen, ist gescheitert. Der Reißverschluss ging auf, da er nicht mehr bis oben hochgezogen werden konnte.

Nach drei weiteren Tagen war auch Mama überzeugt, entsprechende Klamotten zu kaufen. Dazu muss man wissen, dass Mama shoppen hasst. Nur gut, dass einen Tag vorm Shoppingstart meine Tante ein Überraschungspaket mit einem Dutzend Hosen sowie Oberteilen geschickt hat. Meine Mama hat sich so gefreut: zum einen über diese sensationelle Überraschung, zum anderen weil alles passte. Und ich habe mich gefreut, dass mein Wohnzimmer einen anständigen Außenanstrich bekommen hat. Ganz unter uns: ich könnte mir vorstellen, dass Mama ihren wachsenden Babybauch, schön eingepackt, ganz bald stolz präsentieren wird.

21. SSW – Artiges Kind

Der seit dieser Woche anhaltende Ausbau meines Wohnzimmers hat mir weiter Selbstvertrauen verliehen, welches mit einem weiteren Wachstumsschub meiner Person einherging. Meine Mama kann mich ab jetzt definitiv nicht mehr verheimlichen. Allerdings bringt mein stetiges Wachsen für Mama und damit für mich – wie bereits ganz zum Anfang meiner Entstehungsgeschichte – mal wieder Nachteile: mein Wohnzimmer verdrängt etwas den Magen meiner Mama. Dadurch kann sie nicht mehr so viel essen und ich bekomme damit auch nicht mehr so viel. Zum Glück hat sie schnell angefangen mehr kleinere Portionen über den Tag verteilt zu essen, so dass ich mich jetzt zum Ende der Woche nicht mehr beschweren kann.

Bei allem versuche ich weiterhin ein artiges Kind zu sein und meiner Mama durch mein zunehmendes Gewicht nicht noch Rückenschmerzen zu bereiten – mit Erfolg. Denn durch ihren langjährigen Sport hat Mama eine gut trainierte Rückenmuskulatur, die sie weiterhin ordentlich kräftigt. Anstelle irgendwelcher blöder Schmerzen mache ich mich lieber mit vielen Turnübungen bemerkbar. Einen Spaß muss man als Fetus ja haben. Bemerkbar machen sich stattdessen die Bauchmuskeln, die bei meinem Wachstum nicht ohne ein leichtes Ziehen weichen. Den unteren Bauch mit seinen Haltebändern spürt Mama derzeit ebenfalls.

Was mich betrifft, so wird im Rahmen dieses ganzen Wachstums meine Haut dicker und rötlich. Meine Augenlider habe ich auch schon mal testweise geöffnet, aber es ist doch recht dunkel um mich herum. Wenn ich will, kann ich beispielsweise schlucken oder husten.

22. SSW – Übungen

Beim „Oohm-Sport“ diese Woche hat Mama das erste Mal ihre Übungen anders gemacht als ich es bisher kannte. Das viele Drehen und dieser Umkehrstand, bei dem ich in Richtung Mamas Rippenbogen rutsche, fiel weg. Am Anfang sind noch Mamas Beine gegen mein 1-Zimmer Apartment gestoßen, bis Mama die Beine leicht geöffnet hat und meinem Wohnzimmer nichts mehr im Weg stand. Für meine Geburt sind die Übungen, die Mama hier macht, super, denn es werden das Becken geöffnet, die Hüftgelenke beweglicher und der Beckenboden elastischer, insbesondere wenn sie in der Hocke sitzt. Daraus kann ich nur schließen, dass mein finaler Weg zu Papa und Mama ganz einfach sein wird. Ich bin gespannt.

Was meine Entwicklung betrifft, so lege ich jetzt immer mehr an Gewicht zu und werde allmählich dicker, denn ich bin immer noch recht dünn. Ich habe gehört, dass eine Frau ab einem gewissen Alter dünn bevorzugt, aber ich will groß und stark werden wie eine Wassermelone. Aufgrund der Tatsache, dass mein Körper jetzt stärker wächst als mein Kopf, kann ich mich auch mit meinen kindlichen Proportionen sehen lassen, da diese wieder ausgeglichener aussehen. Langsam werde ich richtig niedlich. Ich übe auch weiterhin fleißig das Schlucken, wobei ich manchmal Schluckauf habe, was wiederum ganz schön blöd ist. Mama merkt das dann immer an kleinen rhythmischen Zuckungen in ihrem Bauch. Damit kann mich Mama nicht nur durch meine Turnübungen spüren.

23. SSW – Fingerabdrücke

In dieser Woche haben wir mal wieder den Onkel Doktor besucht. Als erstes hat er sich nach meinen Bewegungsaktivitäten erkundigt und Mama beruhigt, dass alles in Ordnung ist, wenn ich mich bewege. Anschließend hat er wieder dieses Glibberzeug an die Außenwand meines Wohnzimmers geschmiert und mich per Ultraschall auf den Bildschirm projiziert. Dabei ist er mit seinem Stift wild über mein Zimmer gefahren und hat mich ordentlich angestupst. Mama hat er dann im Rahmen dieses „großen Ultraschalls" all meine Organe gezeigt und alles als „tipptopp" bezeichnet.

Ich habe mir auf jeden Fall das vom Onkel Doktor angesprochene Thema Bewegungsaktivität zu Herzen genommen und gleich zwei Tage später angefangen, mich so sehr zu recken und zu strecken, dass meine Außenwand Dellen bekam. Das hat zur Folge, dass sowohl Mama als auch Papa noch mehr Kontakt mit mir aufnehmen. Das ist so toll, wenn Mama ihre Hand auflegt oder Papa mir eine Geschichte erzählt.

Durch die viele Bewegung ist mein 1-Zimmer Apartment noch ein Stück gewachsen. Mama massiert meine Außenwand jetzt sowohl morgens als auch abends mit diesem Öl. Wer schnell wächst scheint viel liebevolle Pflege und Aufmerksamkeit zu bekommen – gut zu wissen. Mal sehen wo mich das noch hinbringt. Mit meinem Wohnzimmer erreiche ich schon fast den Rippenbogen von Mama. Das scheint ihr allerdings manchmal etwas weh zu tun.

Inzwischen habe ich mir einen Schlaf-Wach-Rhythmus überlegt. Mit nur etwa 16-20 Stunden Schlaf am Tag komme ich aus, davon die meiste Zeit nachts, wenn Mama auch schläft. Schließlich habe ich dann meine Ruhe. Mit meinen Händen kann ich jetzt recht komplizierte Bewegungen bewältigen und mit meinen Fingern eindeutige Abdrücke hinterlassen – jetzt heißt es aufpassen!

24. SSW – Linea Nigra

Jetzt mit der 24. Woche habe ich es endlich geschafft meine Bewegungsaktivitäten so auszubauen, dass ich das Beben meiner Außenwand noch steigern konnte. Damit kann man mich von außerhalb meines Reichs direkt sehen. Nun gut, ich halte mich zwar noch bedeckt, was mein Aussehen betrifft, aber man kann mit eigenen Augen ohne Hilfsmittel sehen, dass es mich gibt. Das ist doch besser als nichts.

Was das Aussehen meiner Mama betrifft, so hat sie durch mich eine dunkle, fast senkrechte Linie auf der Bauchmitte ober- und unterhalb des Bauchnabels, die sogenannte linea nigra, bekommen. Das bestärkt mich in meinen Gedanken, weiterhin Künstler zu werden. Die Zahl meiner Werke ist in den letzten Wochen auf jeden Fall rasant gestiegen. Diese Linie ist allerdings nicht von Dauer, sondern verschwindet einige Zeit nach meiner Ankunft bei meinen Eltern fast vollständig. Ich muss dringend daran arbeiten, dass meine Kunst für ewig ist.

Meiner Mama ist dagegen der leichte Juckreiz, vor allem auf der Bauchhaut, durch die immer stärkere Dehnung etwas lästig. Nur gut, dass sie sich so viel einölt.

Mama hat dieser Tage erzählt, wenn ich jetzt schon aus meiner Höhle käme, dann könnte ich da draußen schon leben. Aber ich find es viel zu gemütlich hier drin, als dass ich hiervon schon die Schnauze voll hätte und was anderes haben wollen würde.

25. SSW – Geburtsvorbereitung

Diese Woche habe ich ganz viel Aufmerksamkeit von meinen Eltern bekommen, das war einfach fantastisch. Wir sind zu so einem Kurs gegangen, in dem für drei Tage nur ich im Mittelpunkt stand. Vom Geburtsvorbereitungskurs haben meine Eltern die ganze Zeit gesprochen.

Am Anfang ist kurz darüber gesprochen worden, wie es Mama mit mir so geht. Wie soll es ihr schon gehen außer super! Der Onkel Doktor ist zufrieden mit uns beiden, ich bin friedlich und pflegeleicht und meine Mama sieht blendend aus – eine Traumschwangerschaft in meinen Augen. Über mich ist an diesem Tag auch noch gesprochen worden und zwar was ich so in meinem Haus anstelle.

Am nächsten Tag ist nur darüber gesprochen worden, dass ich definitiv irgendwann meine Wohnung verlassen muss und wie ich am besten meinen Weg zu meinen Eltern mache. Papa und Mama waren bei diesem Thema ganz aufgeregt: Mama hat dann immer tief in meine Wohnung geatmet und Papa hat von vorne sowie hinten dagegen gedrückt. Diesen Frischekick an Sauerstoff fand ich super, das Thema Umzug doch etwas beunruhigend. Schließlich gefällt es mir doch in meinen vier Wänden, so dass von Umziehen derzeit keine Rede sein kann. Ich habe meinen Unmut darüber deutlich zum Ausdruck gebracht, indem ich die Außenwand meiner Wohnung ordentlich zum Beben gebracht habe. Ich bezweifle, dass meine Eltern mich richtig verstanden haben, denn Mama hat anschließend noch Körperstellungen eingenommen, die mir gänzlich neu waren. Es hat nur immer nach unten gezogen. Das einzige Positive an diesem Tag war, dass Papa ständig mit mir kommuniziert hat, in dem er mir entweder aufbauende Worte zugeflüstert oder seine Hand auf meine Wohnzimmerwand gelegt hat.

Der dritte Tag war dann überraschend angenehm. Denn da haben wir darüber gesprochen wie es sein wird, mit Mama und Papa zu leben. So wie ich es verstanden habe, sind die beiden dann 24 Stunden für mich da und kümmern sich um mein Wohlbefinden. Ich werde dann gestreichelt, lieb gehabt, beschmust, bekomme zu essen und werde bespaßt. Und auch Papa trägt mich dann durch die Gegend, nicht wie jetzt nur Mama. Bei dem was mich da so erwartet, ist Umziehen vielleicht nicht das schlechteste. Trotzdem werde ich zunächst noch meine jetzigen Räumlichkeiten hüten.

Seit dieser Woche kann ich übrigens Druck, Schmerz und Kälte empfinden. Wenn meine Außenwelt zu starke Reize auf mich ausübt, dann reagiere ich mit einem schnelleren Pulsschlag und heftigen Bewegungen. Wenn Mama gestresst ist, dann schlägt mir dass auch ganz schön auf den Magen und ich lasse den Bauch weh tun. Das ist eine weitere Art der Kommunikation zwischen uns beiden, die gut funktioniert. Zudem lege ich weiter Fettpolster an und werde deutlich pummeliger.

26. SSW – Mama übt …

Meine Mama hat diese Woche Kontraktionen gehabt – sogenannte Braxton-Hicks-Kontraktionen, Vorwehen oder Übungswehen. Was es nicht für eine Vielzahl von Worten für ein und dasselbe gibt. Faszinierend. Sie sind für Mama etwas unangenehm, aber weder schmerzhaft noch geburtsfördernd. Fühlt sich wohl eher an, als ob sich um den Bauch zunächst ein breites Gummiband legt, das dann wieder locker wird. Mama ist doch zunächst etwas verunsichert, da sie teilweise vier bis fünf Vorwehen in der Stunde hat. Aber meine Mama ist ja eine Schlaue und deutet diese Übungswehen richtig – sie sind ein Zeichen dafür, dass sie sich ein bisschen mehr Ruhe gönnen sollte. Und das tut sie auch, der kleine Wirbelwind.

Das Klagen nimmt diese Woche kein Ende: Sodbrennen hat Mama bekommen, dabei versuche ich schon so gut wie möglich, nicht gegen ihren Magen zu stoßen. Aber ich wachse eben fleißig weiter. Ich freue mich, dass sie noch nicht über schlaflose Nächte klagt. Schließlich versuche ich, in der Nacht ebenfalls Kraft für den nächsten Tag zu schöpfen. Der Bauch stört sie beim Liegen jedoch zunehmend.

27. SSW – Klamotten

Diese Woche haben meine Eltern einen Ausflug mit mir zu Mamas Schulfreundin in die Niederlande gemacht. Nachdem meine Eltern mir schon mein eigenes Reich bei sich zu Hause in den Grundzügen eingerichtet haben, haben sie in den Niederlanden einen Großeinkauf gestartet. Da Mamas Freundin schon eine kleine Tochter hat, hatten meine Eltern immer eine professionelle sowie persönliche Beratung. Jetzt habe ich einen Kinderwagen sowie einen Autokindersitz und alles nach dem höchsten Sicherheitsstandard. Wenn ich es nicht besser wüsste, könnte man denken, die wollen mich mit all diesen tollen Sachen zu sich locken.

Mit ganz vielen schicken Klamotten ist Mama von meiner Tante versorgt worden. Die sind alle von meiner Cousine, was ich echt cool finde. Schließlich werde ich die Pullis und Kleidchen meiner großen Cousine tragen. Ich freue mich schon auf die Zeit, in der wir Mädels uns gemeinsam für die Partys fertig machen. Das Ausleihen dieses Kleiderschranks ist auch vor dem Hintergrund super, dass ich zunächst sehr schnell wachsen werde und so muss Mama nicht alles nur für ein paar Wochen neu kaufen – wo sie doch shoppen hasst. Mir war nicht klar, dass ich wirklich so viel brauchen werde.

Meine Großeltern haben ebenfalls angekündigt, für mich etwas Sinnvolles für meine Grundausstattung zu kaufen. So werde ich noch mit einem Reisebett, mit einer Baby-Wippe und mit einer Krabbeldecke versorgt. Hoffentlich habe ich da draußen mehr Platz, als jetzt in meinem 1-Zimmer Apartment.

Während mein Umfeld meinen Umzug fleißig vorbereitet, bin ich inzwischen so gut proportioniert, dass ich fast wie ein Neugeborenes aussehe. Das liegt insbesondere an meinen jetzt meist geöffneten Augen. Durch die Außenwand meines Wohnzimmers kann ich ein warmes, rötliches Licht schimmern sehen, das ganz gut aussieht.

28. SSW – Süß!

Seit dieser Woche kann Mama nicht mehr auf dem Rücken schlafen. Das liegt insbesondere daran, dass ich und damit ihr Bauch so groß sind, dass ich auf so eine große Vene, die vena cava, drücke, was den Rückstrom des Blutes zum Herzen behindert. Etwas Luftnot und Übelkeit sind bei Mama die Folge und werden als „Vena-Cava-Syndrom" bezeichnet. Und dabei schläft Mama doch so gerne auf dem Rücken.

Zudem hält diese Woche der Onkel Doktor für Mama eine Glukoselösung bereit. Sie musste einen sogenannten Blutzuckerbelastungstest machen, bei dem eine Schwangerschaftsdiabetes ausgeschlossen wird. Ich bin schon eine Süße, aber solch eine Diabetes kann mir angeblich schaden. Mit was für Krankheiten man sich in meinem Alter nicht schon alles auseinander setzen muss. Zum Glück hat Mamas Körper die Glukose wunschgemäß abgebaut, so dass ich auf Kekse und Kuchen in den kommenden Wochen nicht verzichten muss.

Wenn ich jetzt schon geboren würde, dann könnte ich mit ein wenig Hilfe durchaus überleben, da meine Lungen inzwischen auf eine ansehnliche Größe herangewachsen sind. Aber ich habe gar keine Veranlassung jetzt schon meine vier Wände zu verlassen. Schließlich bin ich hier weiterhin gut versorgt und fühle mich pudelwohl. Der Onkel Doktor hat mich diese Woche endlich mal richtig ausgemessen. Mein Gewicht liegt jetzt bei ca. 1.109g bei einer Länge von ca. 32cm.

29. SSW – Kommunikation

Diese Woche habe ich so einen richtig großen Schub gemacht. Selbst Mama hat gestöhnt, da ihr der untere Bauch ständig weh taten. Aber langsam wird es mir hier drin zu langweilig und vielleicht komme ich bald raus, wenn ich ordentlich wachse. Ich habe mein Wohnzimmer sogar soweit vergrößern können, dass Mama jetzt definitiv nicht mehr auf dem Rücken schlafen kann. Für mich ist das prima, da ich in der Seitenlage immer so schön von der Matratze auf der einen Seite und durch Mamas Arm auf der anderen „eingerahmt" bin. Mama scheint nicht ganz so happy zu sein.

Etwas Gutes hat die Woche auf jeden Fall gebracht: die Übungswehen sind deutlich zurück gegangen. Ob das am Wachstumsschub liegt oder nicht, das weiß ich nicht, dafür bin ich noch zu klein – das Ergebnis zählt. Und es gibt noch etwas, über das Mama sehr froh sein sollte: sie kann noch prima spurten, weil ihre Beine rank und schlank sind – von irgendwelchen Wassereinlagerungen, die mir in die Quere kommen könnten, keine Spur.

Papa redet jetzt jeden Abend mit mir. Meistens erzählt er mir eine Gute-Nacht-Geschichte. Das genieße ich sehr und verhalte mich Mucks-Mäuschen still. Das irritiert Papa immer etwas, denn er erwartet vor lauter Freude Klopf- oder sonstige Zeichen. Alles zu seiner Zeit – zunächst schweigt der Genießer. Mama und Papa sind schon sehr unterschiedlich. Während Mama mir schöne Lieder vorsingt oder mir Geschichten aus dem Leben erzählt, liest Papa mir Artikel aus „Der Spiegel" vor. Ich freue mich, was die beiden für unterschiedliche Dinge mit mir machen, wenn ich erst einmal bei ihnen bin. Das kommt mir ganz recht – schließlich bin ich ein neugieriges Wesen und vielseitig interessiert.

Von all den Liedern, die mir Mama vorsingt, gefällt mir am besten das Schlaflied, was sie mir abends vorm zu Bett gehen vorträgt. Singen ist sowieso weltklasse. Das weiß doch nun wirklich jedes Kind, dass die werdenden Mütter für ihre ungeborenen Babys singen sollten. Denn schließlich können all diese Lieder eine ungewöhnlich beruhigende Wirkung auf uns haben, wenn wir auf der Welt sind. Wenn das nicht mal ein Trick ist, den Mama jetzt schon mit mir „einstudiert". Derzeit fühle ich mich dabei auf jeden Fall sehr wohl und entspanne.

Habe ich übrigens schon erzählt, warum ich es am tollsten finde, wenn Mama auf der Seite liegt? Wenn Mama so liegt hat sie ihre Hand immer auf ihrem Bauch liegen. Das bietet mir wiederum Gelegenheit, mit ihr in Kontakt zu kommen. Also gebe ich fleißig

Klopfzeichen oder drücke meine Füße gegen meine Wohnzimmerwand. Und was macht Mama? Sie weiß meine Zeichen zu deuten und spielt mit mir: entweder klopft sie zurück oder streichelt meine Füße. Letzteres kitzelt immer ganz schön, so dass ich meine Füße erstmal zurückziehe.

30. SSW – Tanzen

Mama und Papa waren diese Woche auf einem Ball. Es war toll, die vielen Stimmen zu hören. Da wäre ich am liebsten gleich mit dabei gewesen. Die beiden haben ordentlich getanzt, was ich total gerne mag. Allerdings waren es dieses Mal doch etwas viele Drehungen, die es mir ganz schwindelig haben werden lassen. Da ist doch glatt meine Wohnzimmerwand im Rahmen einer Übungswehe hart geworden.

Musik ist auch gespielt worden – jedoch nicht die schöne, die Mama sonst hört. Ganz im Gegenteil: es war ganz furchtbar laut. Das hat mich dann doch irgendwann ordentlich gestört, so dass ich mein Unwohlsein deutlich erkennbar gemacht habe, in dem ich ordentlich geboxt habe. Mama kann meine Zeichen schon so richtig gut interpretieren, denn sie ist gleich in eine ruhigere Umgebung gegangen.

Manchmal muss ich jetzt seltsame rhythmische Bewegungen vorführen, das sich bei Mama wie ein Pochen im Bauch anfühlt. Da habe ich dann zu hastig Fruchtwasser geschluckt und Schluckauf bekommen. Das ist für mein Alter völlig normal und Mama freut sich eher, wenn sie das Zucken spürt oder sogar durch die Bauchdecke von außen beobachten kann.

Ansonsten bin ich inzwischen so groß, dass der obere Rand der Gebärmutter den Rippenbogen von Mama erreicht hat. Dieser ist mir teilweise ganz schön im Weg, insbesondere wenn sie sitzt. Aber wie immer weiß ich mich zu wehren – ich drücke ihr einfach die Luft etwas weg. Bislang hat sie sich deswegen noch nicht beschwert. Meine Haut ist jetzt schön prall und rosig. Mein unter der Haut liegendes Fettdepot kann nach meinem Umzug meinen Temperaturhaushalt regeln und ist Energiereserve für den anstrengenden Weg ins Leben.

31. SSW – Einschränkungen

Nachdem ich mit meinen Beinen an Mamas Rippen stoße, ist mit dem Wachsen in die Länge jetzt erstmal Schluss. Mein Wohnzimmer kommt langsam an seine Kapazitätsgrenzen. Mamas Organe für mehr Platz wegzuschieben, war bislang kein Problem, aber die Rippen lassen sich doch nicht so einfach „knacken. Zum Glück gibt es noch die Variante in die Breite. Also heißt ab sofort die Devise: verstärkt Gewicht zulegen. Diese komischen Haare und die Käseschmiere verschwinden zum Glück langsam. Schließlich will ich anständig aussehen, wenn ich dann endlich auf Mama und Papa treffe.

Mama macht inzwischen einige der tollen Übungen beim Yoga nicht mehr. Sie sagt, ihr Bauch wäre final im Weg. Noch ein Grund, die Strategie „Ausbau Breite“ weiter zu verfolgen, denn schließlich habe ich auch viel Freude bei all den Übungen – Mama soll weitermachen. Anscheinend kann man nicht immer alles haben. Aber das werde ich noch mal genau überprüfen.

Wenn ich jetzt schlafe, um mich von all meinen Aktivitäten zu erholen, kann ich schon die Augen zumachen. Das ist insbesondere dann angenehm, wenn es an der Außenwand meines 1-Zimmer Apartments sehr hell ist.

32. SSW – Großer Check

In dieser Woche waren wir wieder beim Onkel Doktor, bei dem dieses Mal unendlich viele Untersuchungen gemacht worden sind. Zum einen ist das Blut auf Hepatitis B, sogenannte Gelbsucht, getestet worden. Obwohl meine Mama aufgrund der vielen Fernreisen mit Papa gegen Hepatitis A und Hepatitis B geimpft ist, musste diese Untersuchung durchgeführt werden. Solange ich in meinem 1-Zimmer Apartment bin, besteht für mich kein Risiko, aber bei der Geburt könnte ich mich infizieren und dolle krank werden.

Zum anderen fand wieder eine Ultraschalluntersuchung statt. Inzwischen passe ich nicht mehr mit meinem ganzen Körper auf das Ultraschallbild. Das zeigt, wie groß ich schon bin. Es sind noch mal meine Organe angeschaut worden sowie meine Position und die Lage als auch die Funktion der Plazenta. Aber bei mir ist alles in Ordnung: liege ordnungsgemäß mit dem Kopf nach unten und genug zu essen bekomme ich auch.

Ab jetzt geht Mama mit mir übrigens alle zwei Wochen zur Vorsorgeuntersuchung. Dabei wird zunächst immer eine sogenannte CTG-Untersuchung gemacht, bei der ich mein Herz so richtig schlagen lassen kann. Manchmal schleicht sich auch eine kleine Übungswehe ein, die mit angezeigt wird. Sofern ich noch ein kleines Nickerchen mache, werde ich fürs CTG wach gerüttelt, denn ich darf nicht schlafen, damit anständige Untersuchungsergebnisse erzielt werden können.

Es wird zwar immer enger bei mir, aber meine Bewegungen sind noch kräftig zu spüren und sogar von außen zu sehen, wenn sich plötzlich Mamas Kleidung vorwölbt. Mein Nagelbett ist von meinen nun ausgewachsenen Fingernägeln bedeckt und mein Kopfhaar kann sich auch schon sehen lassen. Vielleicht sollte ich diese noch mal hübsch machen lassen, bevor ich meine Eltern das erste Mal treffe. Ab jetzt nehme ich vorschriftsmäßig 150g bis 200g pro Woche zu, womit der Onkel Doktor sehr zufrieden ist. Mein Gewicht liegt jetzt bei ca. 1.890g und ich bin ca. 44cm lang. Ich werde mal ein großes Kind, schließlich habe ich große Eltern, insbesondere der Papa ist mit 1,90m aus meinen Augen ein Riese.

33. SSW – Geschenke

Ab jetzt kommen zu den bereits erwähnten Vorwehen vereinzelt sogenannte Senkwehen. Diese ziehen mich am Kopf immer ganz schön nach unten und sorgen dafür, dass mein Köpfchen sich fest in den Knochen des kleinen Beckens einstellt. Ich rutsche sozusagen in meine Startposition für meinen Umzug. Langsam freue ich mich auf meine Eltern. Schließlich wird es in meinen eigenen vier Wänden immer ungemütlicher. Zudem will ich Mama und Papa endlich persönlich kennenlernen und bin schon so gespannt wie sie in Natura sind. Wie sie wohl aussehen werden? Hoffentlich werden sie genauso liebevoll mit mir umgehen und mir so viele Geschichten erzählen wie derzeit. Wie werde ich da draußen wohl zu recht kommen? Als Baby macht man sich auch so seine Gedanken. Aber ich denke, ich komme in gute Hände.

Schade, dass wir nicht in den USA leben, denn dann hätten Mamas Freundinnen und Kolleginnen bestimmt eine sogenannte „Baby Shower"-Party organisiert. Bei einer solchen regnet es ganz viele Geschenke, so dass man viele wichtige Dinge für die Zeit nach der Geburt schon bereit hat. Abgesehen davon finde ich sowohl Partys als auch Geschenke spitze. Ich bin mir sicher, dass ich auf Geschenke nicht verzichten muss. Meine Großeltern haben auf jeden Fall etwas für mich.

34. SSW – Packlisten

Am Ende dieser Woche hört Mama auf zu arbeiten. Der sogenannte Mutterschutz beginnt. Eine Zeit, auf die ich mich auf jeden Fall schon sehr freue, da Mama dann endlich den ganzen Tag Zeit für mich und nichts anders zu tun hat. Nun gut, ein bisschen muss sie noch meine Geburt und die Zeit danach vorbereiten. Vielleicht genießt sie auch einfach die Ruhe vorm Sturm, denn wenn ich erstmal da bin, dann halte ich Mama so richtig auf Trapp. Das habe ich mir fest vorgenommen. Schließlich hat sie es beim Geburtsvorbereitungskurs so versprochen.

Im Rahmen der Geburtsvorbereitungen hat sie sich schon eine Liste mit Dingen gemacht, die mit in die Klinik kommen. Was da nicht alles drauf steht – das meiste für Mama, wie praktischer Pyjama zum Stillen oder Still-BH, das wenigste für mich. Wenn nur Mama da ist, dann reicht mir das bestimmt auch. Ich habe auf jeden Fall das Gefühl, dass es langsam wirklich ernst wird. Damit ich nach meinem Umzug entsprechend registriert bin, müssen noch Personalausweis, Mutterpass sowie Familienstammbuch oder Heiratsurkunde eingepackt werden. Hört sich sehr bürokratisch an, wo ich da hinkomme.

Papa hat ebenfalls eine Liste gemacht, auf der als allererstes sein geliebter Fotoapparat draufsteht, mit dem er super Fotos von mir machen will. Da muss ich auf jeden Fall hübsch aussehen. Snacks will Papa ebenfalls mitnehmen, damit er nicht vom Fleisch fällt und Mama tatkräftig unterstützen kann. Hört sich nach einer langen Reise an, die ich da noch vor mir habe. Vielleicht sollte ich mir auch noch Gedanken um ein Care Paket machen.

Während meine Eltern sich mehr oder weniger mit sich beschäftigen, kümmere ich mich um meine Knochenentwicklung. Damit diese weiter optimal verläuft, hole ich mir über die Plazenta alles Kalzium, was ich bekommen kann. So ist mein Kalzium-Spiegel inzwischen höher als Mamas. Nur gut, dass Mama gerne und viele Milchprodukte isst. Ich wiege jetzt übrigens ca. 2.206g

35. SSW – Endspurt

Wie schon erwähnt, hat Mama dann endlich diese Woche aufgehört zu arbeiten. Für Mama scheint das schon ein größerer Schritt zu sein. Schließlich ist sie seit 10 Jahren erfolgreich im Job. Auf einmal ist zum einen dieses Leben zunächst zu Ende, zum anderen wird ihr bewusst, dass es mit mir jetzt so richtig ernst wird. Ein kleiner Schritt für mich – ein großer für meine Mama: bislang war sie nur schwanger, jetzt wird ihr klar, dass sie bald Mama ist, sprich ich bald bei ihr bin.

Meiner Mama kommen Gedanken wie sie viele andere Schwangere wohl auch haben werden: wie werde ich als Mama wohl sein? Werde ich so entspannt und gelassen sein wie zur Zeit oder werde ich unruhig und etwas hektisch sein? Werde ich durch den Hormoncocktail während der Geburt zur Übermutter mutieren? Oder werde ich rational Denken und Handeln? Werde ich ungehalten und schnell gereizt sein? Oder wird mich ein Blick auf mein Baby sofort für alles entschädigen? Kann ich meinem Kind alle mir wichtigen Werte richtig vermitteln? Die Liste an Gedanken könnte ich noch unendlich weiterführen, aber irgendwann ist ja mal genug. Schließlich wird jede Mama den Laden schon schmeißen.

Gegen Ende diese Woche hat mich ein kräftiges Ziehen am Kopf nach unten gezogen. Mein Kopf sitzt jetzt fest, so dass ich in meinem Bewegungsdrang ordentlich eingeschränkt bin. Für meine Mama hat das Runterrutschen den Vorteil, dass ich ihr nicht mehr so auf dem Magen liege und sie somit kein Sodbrennen mehr hat. Zudem bekommt sie wieder besser Luft. Aufgrund der Tatsache, dass ich inzwischen den gesamten Bauchraum ausfülle – von außen sieht man gleich unterhalb des Busens sich eine enorme Kugel vorbeugen – drücke ich Mamas Lungen etwas zusammen.

Stattdessen plagt sie am Ende der Woche eine Müdigkeit, die bei ihr nicht vom Mehrgewicht bedingt ist, dass sie derzeit mit sich herumtragen muss, sondern durch Blutarmut. Es ist der Hämoglobinwert im Blut beim Arztbesuch bestimmt worden, um zu prüfen, ob Mama genug rote Blutzellen hat, um mich optimal mit Sauerstoff zu versorgen. Da dieser Hb-Wert zu niedrig war, liegt ein Eisenmangel vor. Dieses ist in einer Schwangerschaft nicht ungewöhnlich, da sich das Blutvolumen von Mama vergrößert hat und ich auch immer mehr Blut bilde. So muss sie seit dieser Woche ein Eisenpräparat einnehmen, dass ihr leider nicht so gut bekommt und sie mit den

Nebenwirkungen kämpft. Der Onkel Doktor hat mich diese Woche auf ca. 2.550g gewogen.

36. SSW – Damm-Massage

Mama hat zum Glück keine Angst, dass sie den Wehenbeginn und damit meinen Umzug verpassen könnte. Sie ist sich einfach sicher, dass sie es deutlich spüren wird. Da haben wir ihn wieder – den weiblichen Instinkt. Ich werde dazu meinen Teil schon beitragen, denn schließlich weiß jeder, dass wir Ungeborenen selbst am Wehenbeginn beteiligt sind, indem wir mittels eines Hormons ein Signal an die Gebärmutter abgeben. Neben Mamas Instinkt gibt es drei deutliche Zeichen dafür, dass ich meinen Umzug starte: erstens ein aufgrund des etwas geweiteten Muttermunds abgehender blutiger Schleimpfropf, zweitens den Blasensprung, bei dem mehr oder weniger stark Fruchtwasser ausläuft, und drittens echte Geburtswehen, die sich von den Vorwehen deutlich unterscheiden.

Mit diesem genannten Hormon habe ich mich allerdings noch nicht angefreundet, so dass Mama weiterhin nur Senkwehen hat. Mit denen ist der Onkel Doktor ganz zufrieden, denn mein Kopf sitzt somit so fest im Becken, dass beim Start mit einem vorzeitigen Blasensprung keine Gefahr besteht, dass mir die Nabelschnur in die Quere kommt. Zudem haben die Senkwehen bewirkt, dass der Gebärmutterhals bereits auf 2,1cm und damit um die Hälfte verkürzt ist – irgendwann will ich ja auch raus und bereite mich jetzt langsam darauf vor. Laut Aussage des Doktors komme ich wohl früher. Als ob der eine Ahnung hat – das letzte Wort habe ich.

Zudem hat der Onkel Doktor diese Woche einen Abstrich zur Überprüfung von Streptokokken vorgenommen. Die könnten mir bei meinem Umzug gefährlich werden. Dabei ist allerdings der Muttermund verletzt worden, so dass Mama Blutungen bekommen hat. Diese sind nicht dramatisch. Die Kombination hieraus und aus dem verkürzten Gebärmutterhals hat Mama allerdings psychisch doch etwas aus der Bahn geworfen, so dass sie verstärkt Wehen hatte. Mama braucht ebenso wie ich noch etwas Zeit.

Damit ich es einfacher habe, zu Mama und Papa zu kommen, hat Mama diese Woche mit dem Trinken von Himbeerblätter-Tee und einer Damm-Massage begonnen. Der Tee riecht zwar nicht so gut, schmeckt dafür deutlich besser und soll Mamas Bänder weicher machen fürs bessere Flutschen. Die Massage wiederum soll die Wahrscheinlichkeit für einen tiefen Dammriss reduzieren. Ob die beiden Maßnahmen wirklich helfen, werden wir allerdings nie erfahren. Aber manchmal hilft schon der Glaube.

37. SSW – Fotogen

Zum Glück haben diese Senkwehen endlich aufgehört. Weiß gar nicht, wo das noch hingeführt hätte, schließlich stosse ich jetzt schon mit dem Kopf an. Nur gut, dass mein Bewegungsspielraum rund um meine Beine noch nicht so wie im Kopfbereich eingeschränkt ist. So kann ich wenigstens mit meinen unteren Extremitäten mein tägliches Fitnessprogramm absolvieren. Und ich will euch was sagen: meine Trainingseinheiten machen mich noch stärker und kräftiger.

Nur gut, dass die Außenwand meines 1-Zimmer Apartments so elastisch ist. Das gibt mir die Möglichkeit, die ausgefallensten Formationen zu gestalten. Yippie, ich bin doch eine Künstlerin. Mama und Papa scheinen ebenfalls von meinen Kreationen begeistert zu sein, da sie intensiv an meine Außenwand klopfen und drücken.

Für Papas ersten Fotos mache ich mich weiter schön: so gehen meine Finger- und Fußnägel bereits bis zum Ende der Finger- und Zehenkuppen. Mein Kopfhaar ist recht füllig und einigermaßen lang.

38. SSW – Schwierige Nächte

Der Onkel Doktor war bei unserem Besuch diese Woche sehr zufrieden mit mir. All das Lob hat mich dazu motiviert, es allen noch mal zu zeigen. So habe ich diese Woche ganz schön an Gewicht zugelegt. Nur gut, dass Mama so richtig Hunger hat und mich mit vielen leckeren Dingen versorgt. Das Problem ist nur, dass es jetzt langsam ganz schön eng in meinem Wohnzimmer wird. Meine Außenwand konnte ich noch etwas versetzen, aber wirklich viel Platz habe ich kaum noch. So drücke ich ordentlich nach unten, denn da ist noch etwas Luft. Vielleicht ist am Ende dieses Tunnels, in den ich mit meinem Kopf stecke, ja noch mehr Platz?

Mama klagt ab dieser Woche verstärkt über Rückenschmerzen. Kein Wunder, denn die Gebärmutter ist nun nicht nur zwanzig Mal schwerer als vor der Schwangerschaft, sondern hat sich zudem auf das Tausendfache ihres Volumens ausgedehnt. Aufgrund dessen sind alle Muskeln, Sehnen und Bänder maximal beansprucht. Das macht sich bei Mama vor allem im Bereich der Lendenwirbelsäule bemerkbar. Papa versucht, Mama mit einer entspannenden Massage oder einem warmen

Kirschkernkissen zu helfen. Gefällt mir beides auch ganz gut.

Nachts ist es ab dieser Woche etwas unruhig: diese Rückenschmerzen treten jetzt nicht nur tagsüber auf, sondern rauben Mama etwas Schlaf, da sie nicht mehr liegen kann. Sie wandert dann immer in der Gegend rum oder macht entspannende Übungen. Sie hat sogar schon stundenweise auf dem Sofa geschlafen, da dieses angeblich härter und somit angenehmer ist. Zusätzlich zu diesen nächtlichen Aktivitäten werde ich alle zwei Stunden wachgerüttelt, weil Mama auf Toilette muss. Das ist ganz schön störend.

Ich sollte mich tatsächlich mit diesem Tunnel in nächster Zeit intensiver auseinander setzen, denn so richtig Spaß macht es mir in meiner Wohnung unter all diesen Umständen nicht mehr. Dann bin ich auch bald näher bei Papa. Mein Entwicklungstand lässt den Umzug ebenfalls zu, denn schließlich bin ich jetzt mit all meinen vollständig ausgebildeten und funktionsfähigen Organen in jeder Hinsicht „ausgereift". Fettpolster habe ich ebenfalls ordentlich angelegt und alle meine Sinne sind hinreichend entwickelt. Ab jetzt zähle ich mit meinen ca. 2900g nicht mehr als Frühgeburt.

Mama hat manchmal Panikattacken wegen meines bevorstehenden Umzugs. Das scheint aber völlig normal. Schließlich liegt in einer Geburt zuviel

Unbekanntes sowie Unangenehmes, das man in seinen Dimensionen nicht erfassen kann. Ob Mama weiß, dass ich auch etwas Angst habe, wenn ich daran denke? Aber gemeinsam werden wir das schaffen, davon bin ich überzeugt.

39. SSW – Eng!

Man sollte es nicht glauben, aber in der letzten Woche habe ich noch mal einen richtigen Wachstumsschub hingelegt. Das hat allerdings zur Folge, dass ich jetzt noch weniger Platz in meinem 1-Zimmer Apartment habe: mit den Füßen stoße ich ständig gegen den Rippenbogen von Mama. Zudem drücke ich gegen ihren Magen, so dass der Hunger der letzten Woche wie weggeblasen und stattdessen nur noch kleinste Mengen gegessen werden. Dazu kommt, dass ich mit meiner Wirbelsäule zeitweise auf irgendwelche Nerven drücke, die Mama dolle Schmerzen im unteren Rücken bescheren oder von der linken Leiste nach oben ziehen. Die Schmerzen gehen auch nicht sofort weg, sondern bleiben einige Zeit. Sie schimpft dann ganz oft, weil es ihr so weh tut. Ich habe auch schon ein ganz schlechtes Gewissen und möchte ihr helfen.

Ich habe schon allen Mut zusammengenommen, um bald diesen Tunnel zu erkundigen. Schließlich will ich zu Mama und Papa. So richtig bewegen kann ich mich bei dieser Enge sowieso nicht mehr. Ich habe aufgrund des Platzmangels die Beine angewinkelt und die Arme verschränkt. Wenn ich mich ausstrecken würde, bin ich ja jetzt immerhin schon ca. einen halben Meter lang. Die Bauchdecke von Mama kann ich aber immer noch zum Beben und in neue Formationen bringen. Wenn ich wach bin, kann ich meine Augen übrigens jetzt ständig geöffnet lassen, toll oder?

40. SSW – Nestbau

Mein „Geburtstag" ist nicht mehr weit! Mamas Klinikkoffer inklusive Snacks und Getränke stehen bereit. Selbst einen Zettel mit sogenannten Mantras, die Papa ihr während der Wehenarbeit immer wieder aufsagen soll, ist vorbereitet und eingepackt. Mit Aussagen wie „Starke Wehen sind gute Wehen. Sie erledigen eine Menge Arbeit und bringen dich immer einen Schritt näher zu deinem Baby." oder wie „Begrüße jede Wehe mit einem kurzen Ein- und einem langen Ausatmen." möchte Mama bei Laune gehalten werden. Als ob sie zu dem Zeitpunkt nichts anderes zu tun haben wird. Vielleicht sollte ich mir für meine eigene Reise auch noch solche Mantras überlegen.

Papa hat sich ebenfalls ein paar Sachen von seiner Liste zu Recht gelegt. Bis es allerdings soweit ist, genießen meine Eltern ihre Zweisamkeit. So gehen die beiden schön essen, machen Kinobesuche, machen einen Ausflug an die See etc. Vielleicht dauert es eine Zeit lang, bis sie das alles wieder unternehmen können, schließlich will ich viel Aufmerksamkeit. Wobei ich auch froh sein werde, mal meine Ruhe vor den beiden zu haben.

Derweil kann ich mich noch nicht so recht entscheiden, wann genau ich meine eigenen vier Wände aufgeben will. Die Enge bewegt mich, recht bald umzuziehen. Mama hat gestern zu mir gesagt, dass ihr Körper für uns zwei jetzt zu klein wäre. Dabei habe ich in dem Moment nur meine Gliedmaßen mal ausstrecken wollen und bin kurz gegen ihre Knochen gekommen. Sie will jetzt auch nicht mehr meine Füße durch die Bauchdecke fühlen, sondern diese endlich richtig in die Hand nehmen – dabei bin ich jetzt schon so kitzelig. Ich lasse mir auf jeden Fall Zeit.

Die Nächte werden immer unruhiger, da Mama so gut wie nicht mehr liegen kann. Auf der Seite tut inzwischen dermaßen der Bauch weh, dass keine Position mehr einen erholsamen Schlaf bringt. Ich kann so auf jeden Fall keine Kraft für die Geburt sammeln.

Mama glaubt immer noch, dass sie ebenfalls die Wehen natürlich auslösen kann, indem sie ihren „Nestbauinstinkt" auslebt. Keine Ahnung woher sie diesen plötzlichen Energieschub hat, der sie dazu bringt, alles aufzuräumen, auszumisten oder die Vorratskammer zu füllen. Ich lasse mich davon nicht beeindrucken. Wie gesagt, das letzte Wort, wann es final losgehen soll, habe ich. Um Mama schon einen Vorgeschmack zu geben, zaubere ich immer einige

Wehen, wenn sie einen ihrer vielen Spaziergänge macht.

Mama denkt auch noch, dass ich mich mit einem Gewicht von ca. 3.500g auf den Weg durch den Tunnel mache. Pustekuchen! Was sie noch nicht weiß, dass ich jeden Tag noch ordentlich wachse und die 4.000g fast geknackt habe. Wer weiß, wie dort draußen meine Versorgung sein wird. Da will ich auf alle Eventualitäten gut vorbereitet sein.

41. SSW – Gleich geht`s los!

Ich habe beschlossen diese Woche noch mein Wohnzimmer zu genießen und mit einer Woche Verspätung umzuziehen. Irgendwie gefällt es mir trotz allem immer noch in meiner doch jetzt unerträglich engen Höhle. Ab jetzt gehen wir jeden zweiten Tag zum Onkel Doktor, um zu sehen, ob die Plazenta noch ausreichend arbeitet und Sauerstoff sowie Nährstoffe für mich bereitstellt. Abgesehen von etwas Bluthochdruck, der im Fall meiner Mama nicht beunruhigend ist, ist alles in Ordnung.

Ich bin auf jeden Fall schon sehr aufgeregt zu erfahren, wie meine Eltern aussehen werden und freue mich wie Bolle auf die beiden. Die Fahrt zu ihnen durch den Tunnel wird bestimmt spannend. Ich weiß, dass ich mich mehrmals in unterschiedliche Richtungen drehen muss, damit ich da gut durchkomme. Zum Glück habe ich die letzten Monate viel Gymnastik gemacht, so dass ich fit bin für diese Herausforderung. Wenn das im Tunnel genau so eng sein wird, wie derzeit bei mir in der Wohnung, dann stoße ich vielleicht das ein oder andere Mal an? Aber wenn ich dann erstmal durch bin, dann habe ich zum einen ganz viel Platz und zum anderen bin ich, und das ist das Wichtigste, endlich bei meinen Eltern. Auf eine gute Reise – los geht's!

Literaturverzeichnis

Höfer, S. & Szász, N. (2008). Hebammen-Gesundheitswissen: Für Schwangerschaft, Geburt und die Zeit danach. 3.Auflage, Seite 19-37.

Berufsverband der Frauenärtze e.V. & Berufsverband der Kinder- und Jugendärzte e.V.: eumom.de. http://www.eumom.de/de/Schwangerschaftskalende, Woche 3-41, Stand: 25.08.2009

Christian Emmerling: Plazenta (Mutterkuchen). http://www.9monate.de/plazenta.html, Stand: 10.01.2010

Wikipedia: Weibliche Intuition. http://de.wikipedia.org/wiki/Weibliche_Intuition, Stand 10.01.2010

Danksagung

Mein Dank geht an Julia, Verena und Alexandra, die als Freundinnen und Mamas mir ihr unverblümtes Feedback zum Inhalt des Buchs gegeben und mich in meinem Ziel, dieses Buch zu finalisieren, bestärkt haben. Trotz des vielfachen Korrektur lesens haben die drei dann doch noch den einen oder anderen Fehler entdeckt.

Bei meinem geliebten Mann Volker möchte ich mich bedanken, für all die Stunden, die er mir zum Schreiben, Korrigieren oder Formatieren ermöglicht hat, als auch für seine Liebe, mich in dieser Zeit etwas crazy sein zu lassen. Nicht zu vergessen seine blanke Wahrheit sowie den ein oder anderen Formulierungsvorschlag – schließlich ist er der eigentliche Poet in unserer Familie.

Zu guter Letzt gilt ein besonderer Dank meiner kleinen Helene, die mich in den ersten fünf Monaten ihres Daseins auch tagsüber hat schreiben lassen, während sie unermüdlich mit ihrem Trapez gespielt hat. Danke, Helene, dass du mir eine so schöne Schwangerschaft geschenkt und mir bereits im Bauch so viel Freude gemacht hast.